Titel der amerikanischen Originalausgabe: LEONARDO, THE HORRIBLE

First published in the United States by Hyperion Books for Children.
German translation rights arranged with
Sheldon Fogelman Agency, Inc.

Bibliografische Information der Deutschen Nationalbibliothek
Die Deutsche Nationalbibliothek verzeichnet diese Publikation
in der Deutschen Nationalbibliografie;
detaillierte bibliografische Angaben sind im Internet
über http://dnb.d-nb.de abrufbar

Aus dem amerikanischen Englisch
von Susanne Koppe

Printed in Austria
ISBN 978-3-7941-5148-6
www.patmos.de

Für Trixter
Mein eigenes kleines Monster

Mo Willems

LEONARDO will gern schrecklich sein

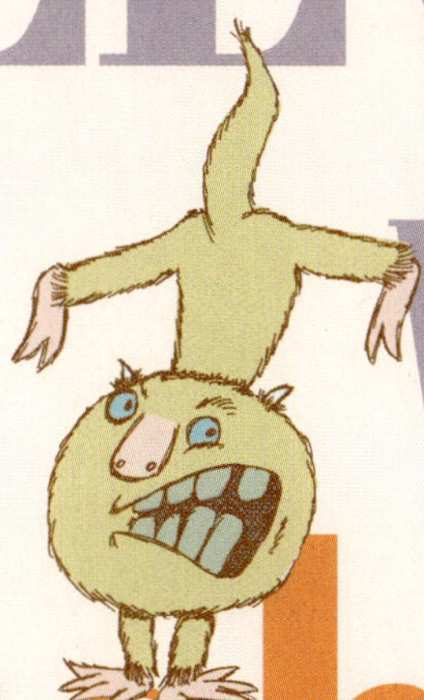

Aus dem Amerikanischen von Susanne Koppe

Sauerländer

Leonardo war

ein **SCHRECKLICHES** …

. . . MONSTER.

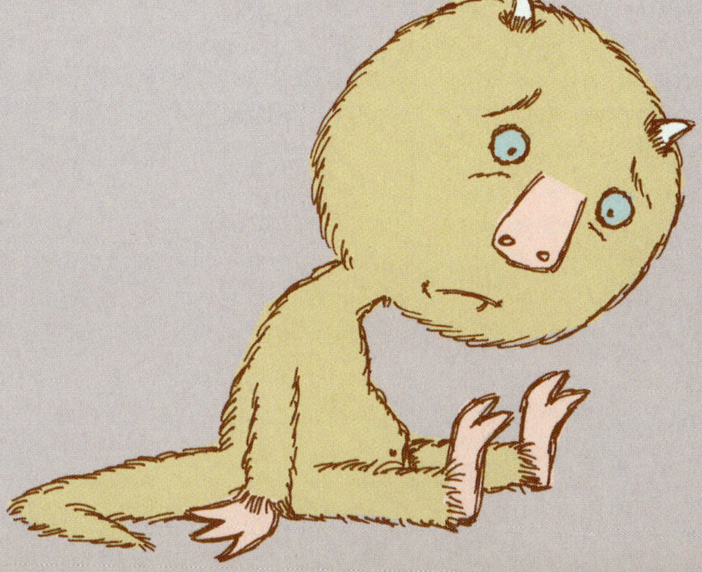

Er konnte einfach niemandem

ANGST einjagen.

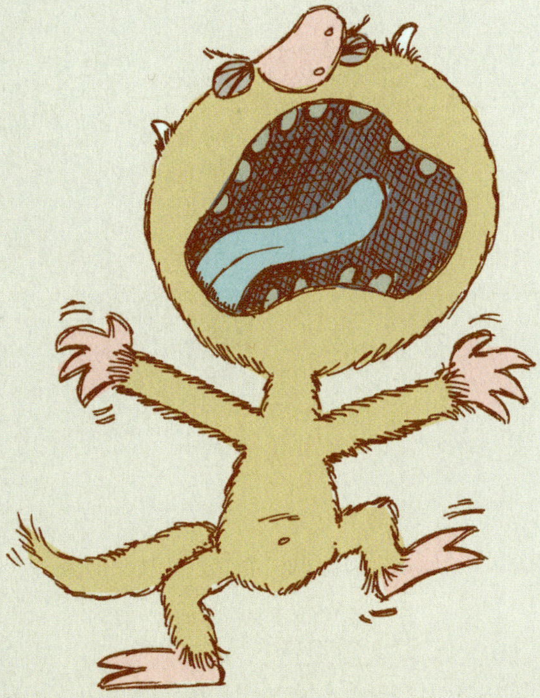

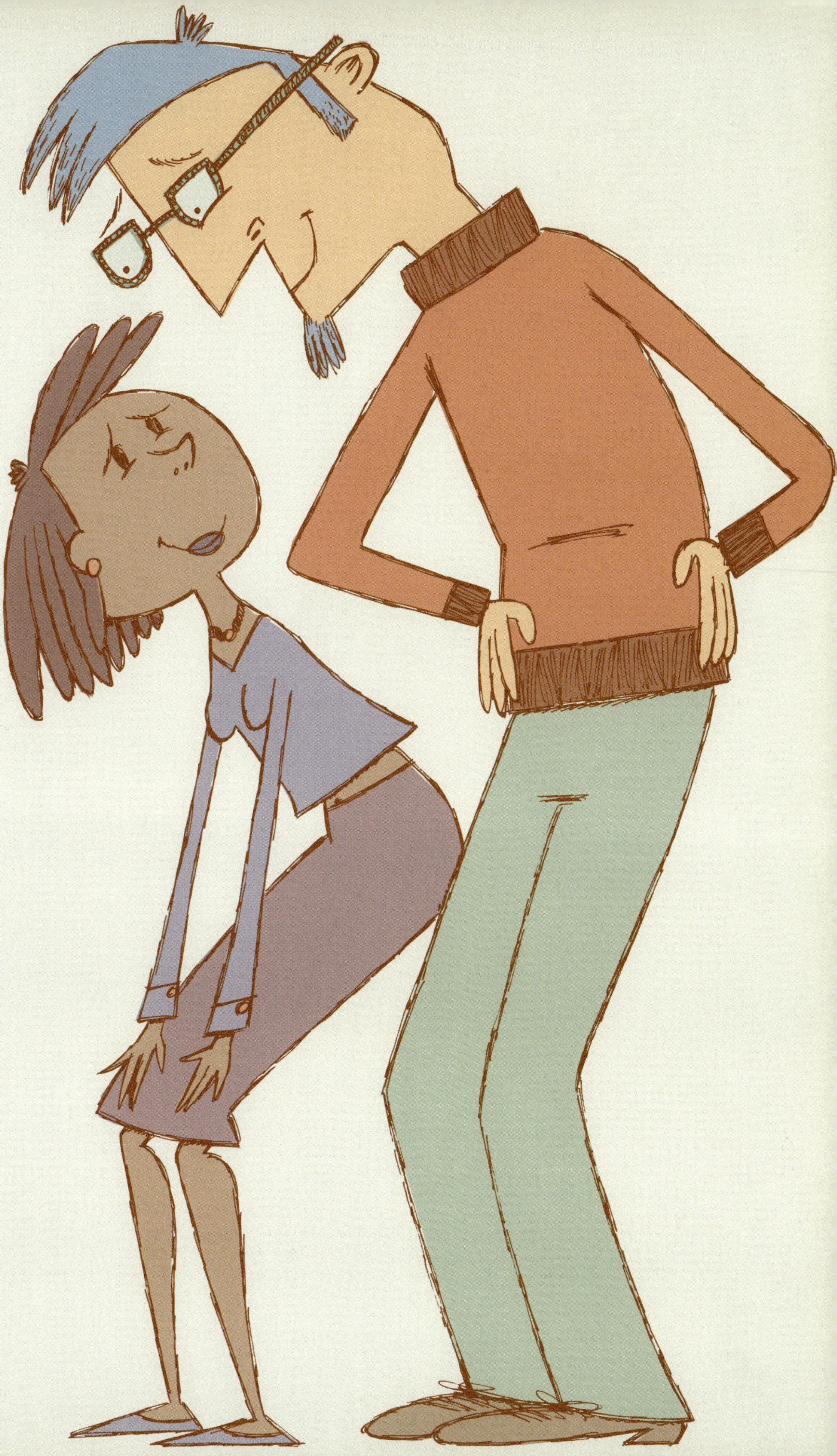

Weder hatte er

1642* ZÄHNE,

so wie Zacharias.

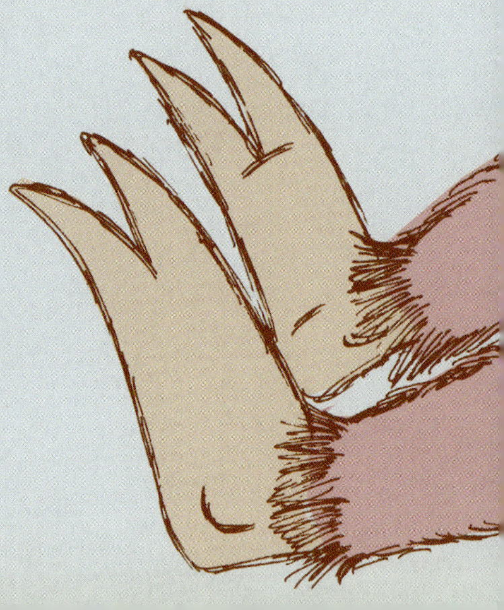

* Hier sind nicht alle Zähne gezeigt.

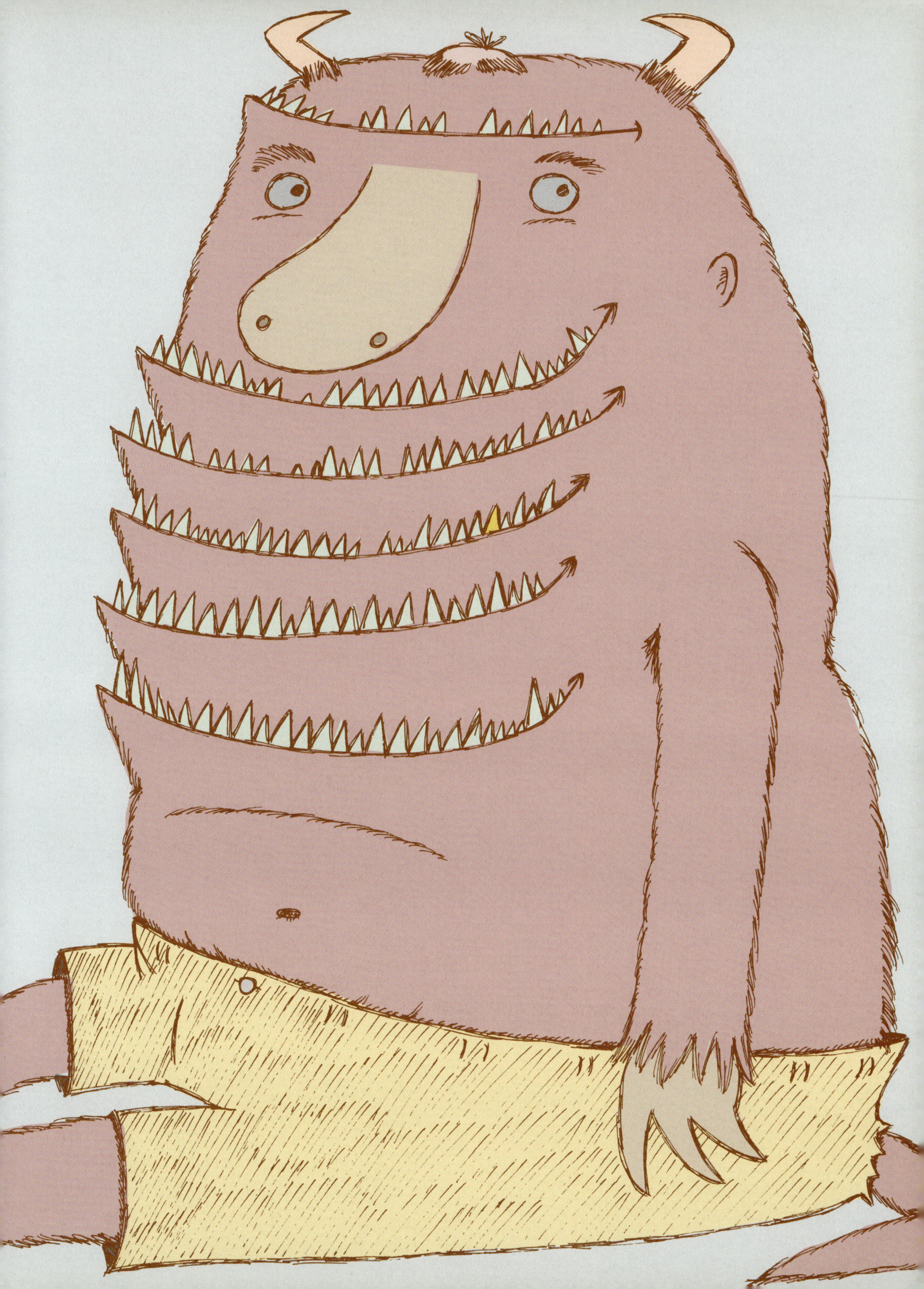

Noch war er

RIE
SEN
GROSS,

so wie Ricarda.

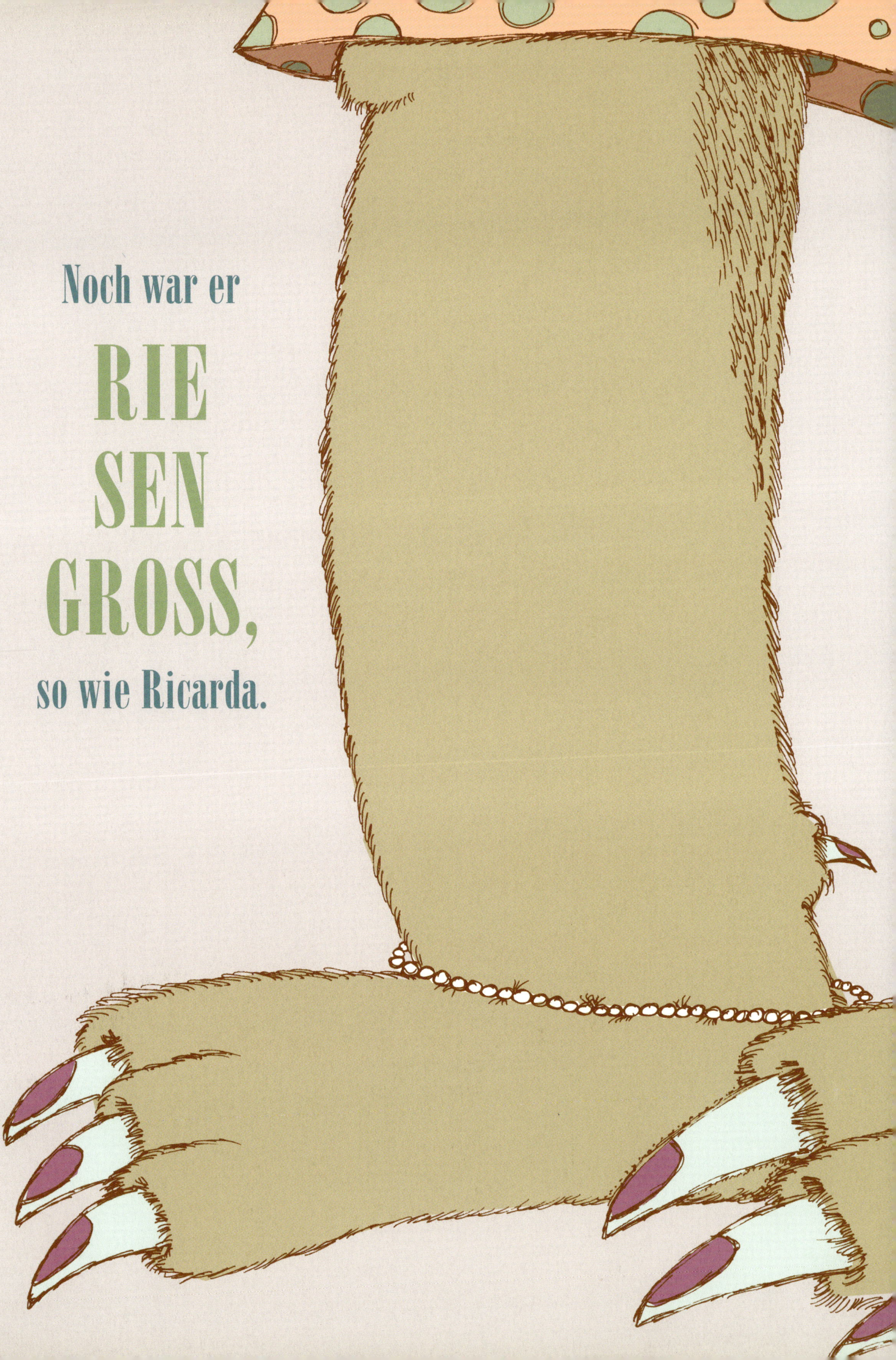

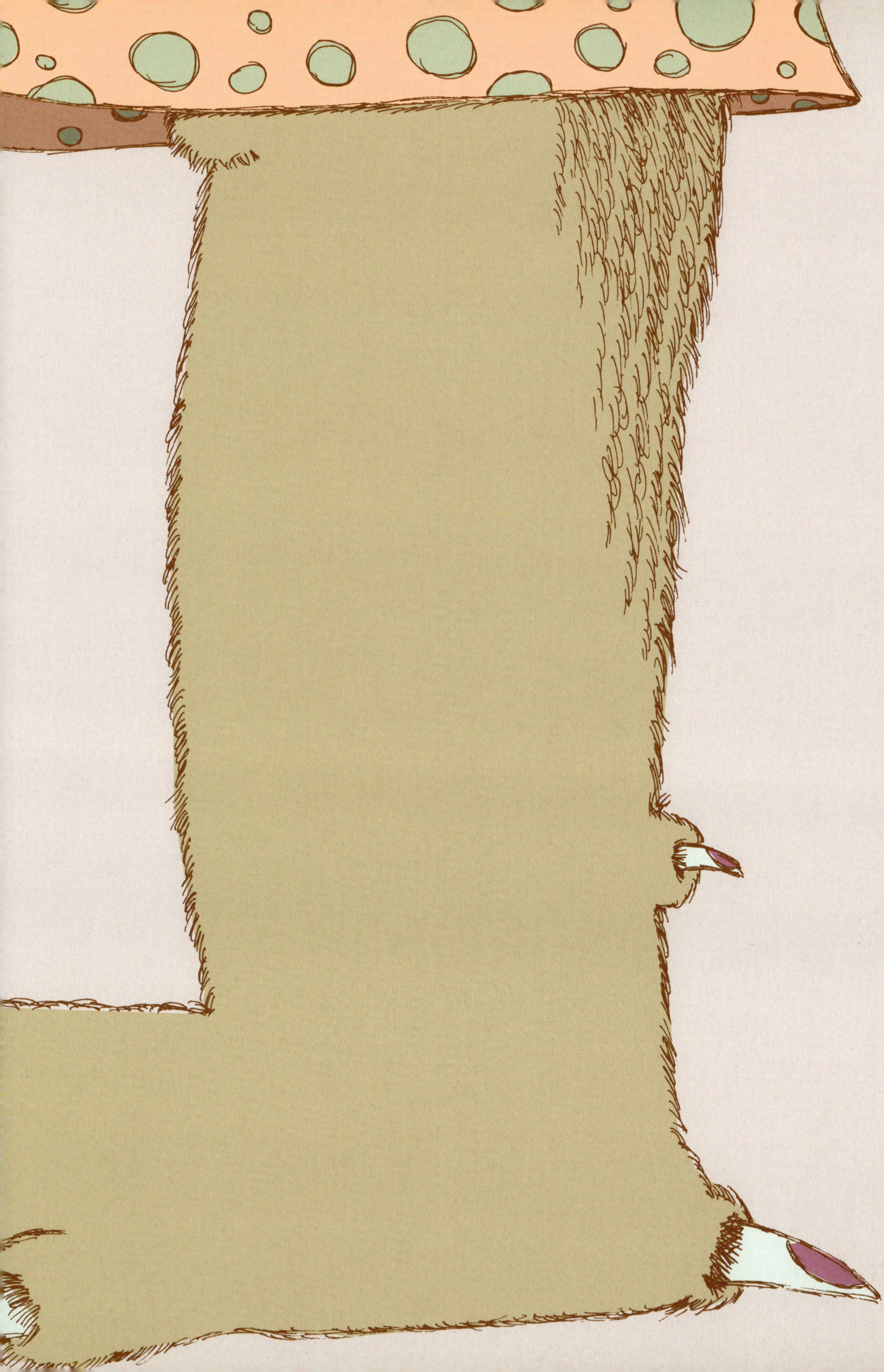

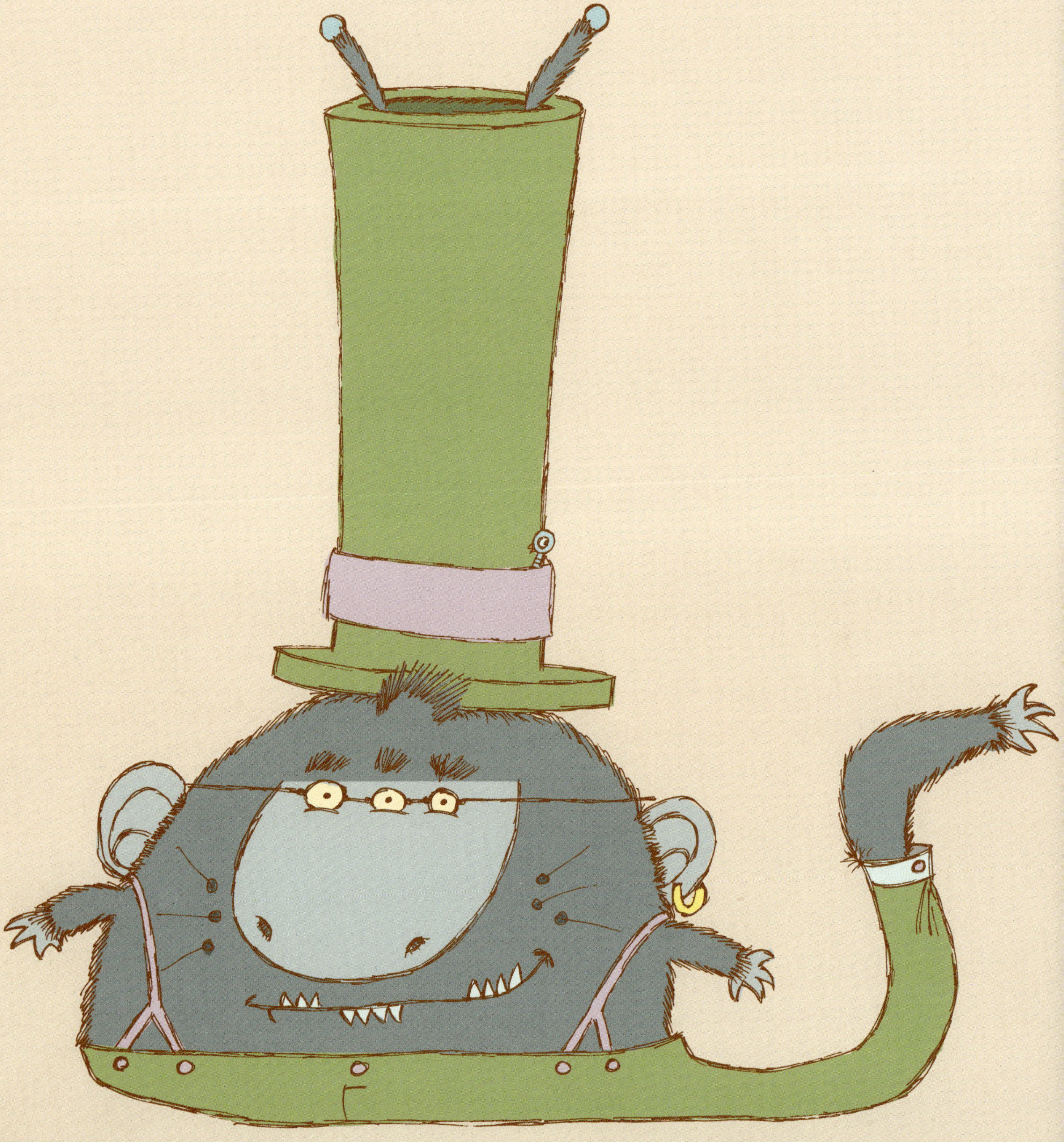

Und so supersonderbar
wie Sven war er auch nicht.

NICHT EINMAL DAS!

Leonardo bemühte sich schrecklich,
ein bisschen schrecklicher zu werden.

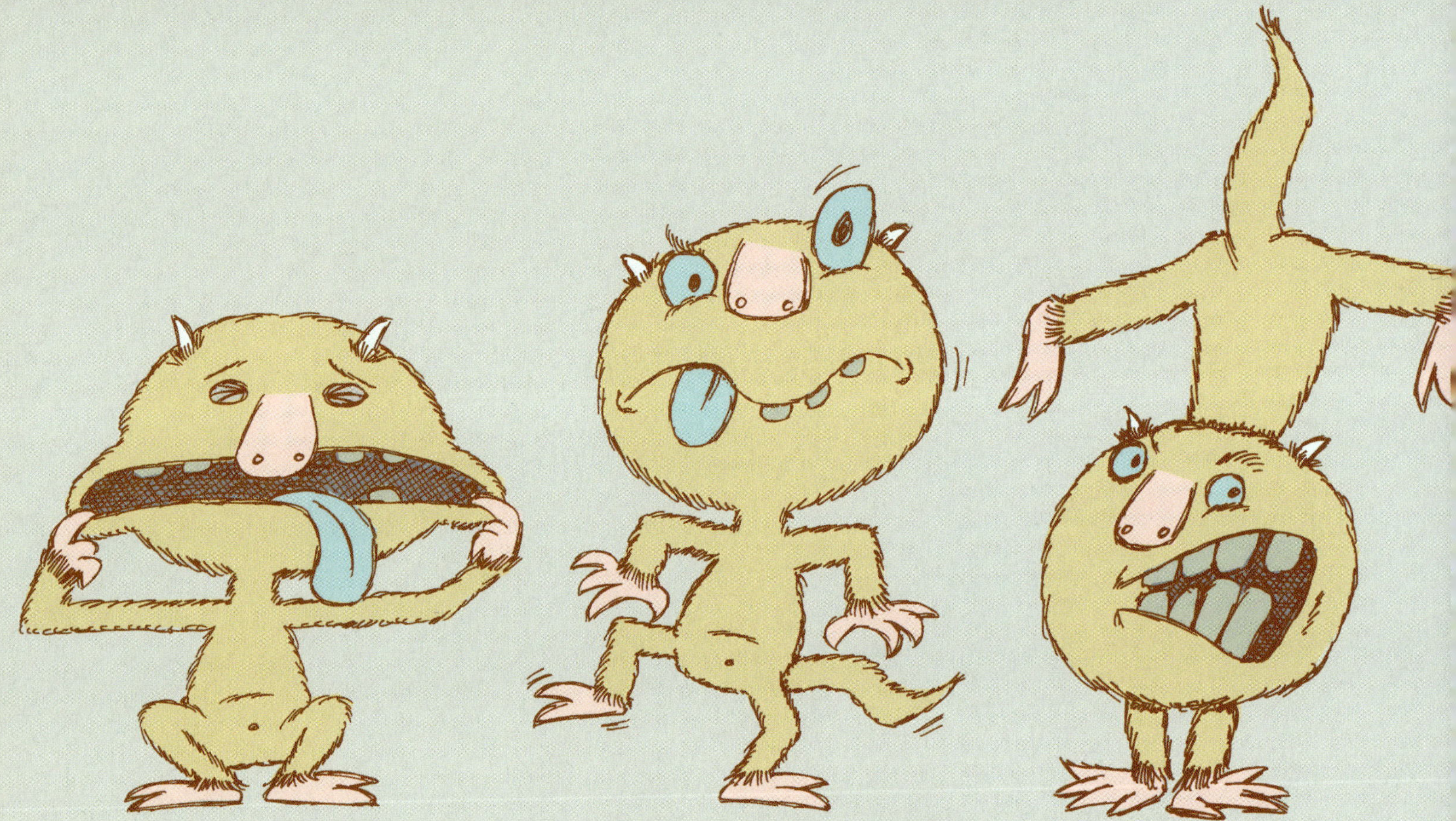

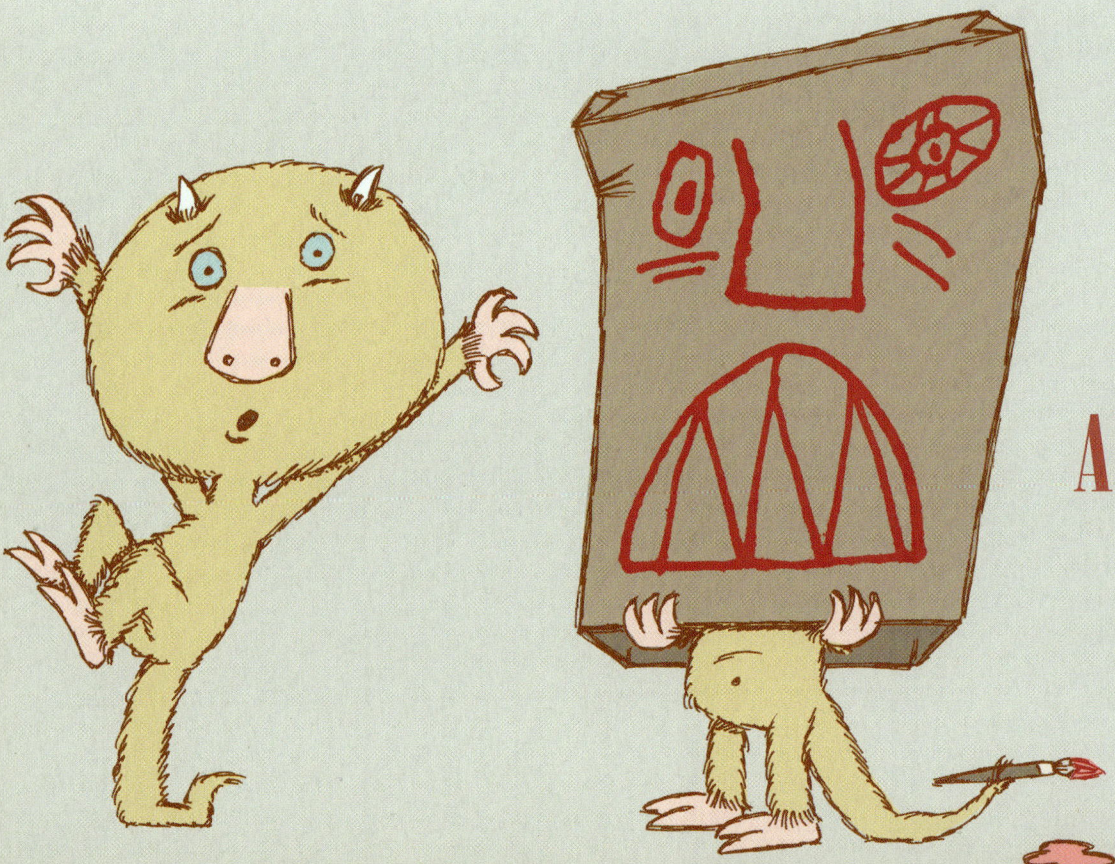

ABER …

. . . ES KLAPPTE EINFACH NICHT.

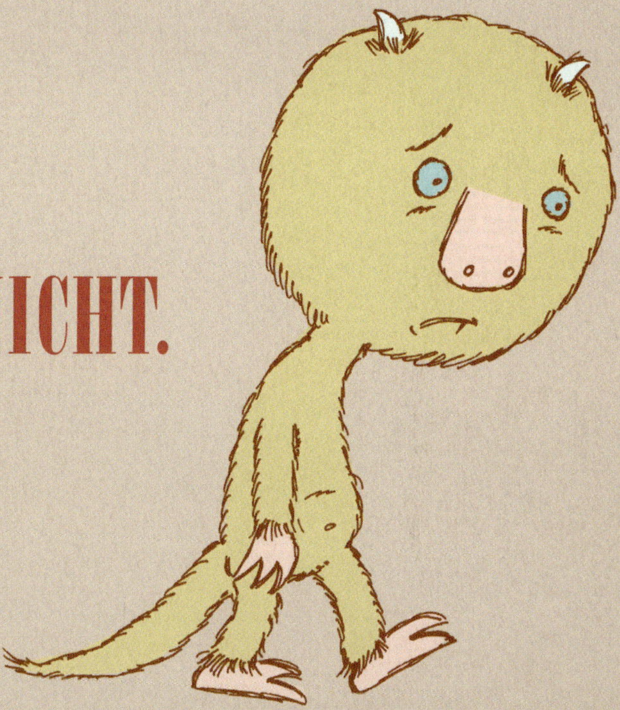

Eines Tages hatte Leonardo eine IDEE:

Er würde einfach

DAS ÄNGSTLICHSTE KIND DER WELT finden …

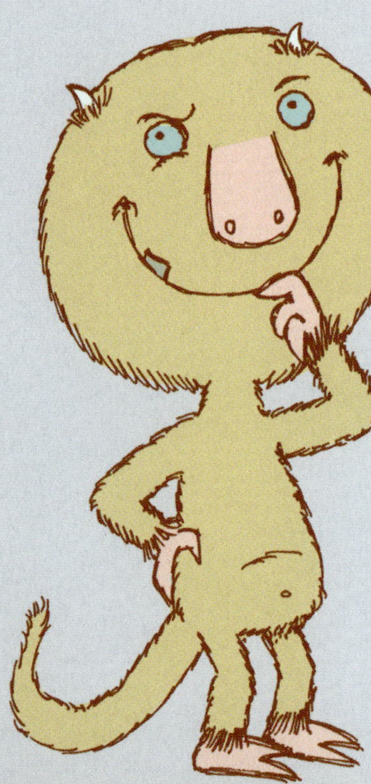

… und ihm

eine GÄNSEHAUT verpassen.

Vom Kopf bis zu den Füßen!

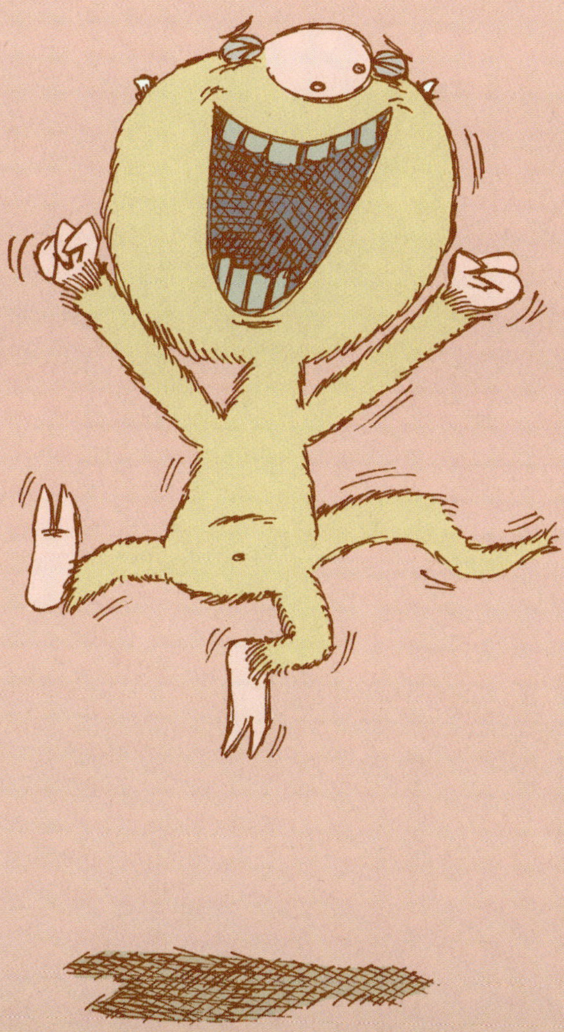

Leonardo ging wie ein Detektiv ans Werk,

bis er den PERFEKTEN

Erschreck-Kandidaten gefunden hatte …

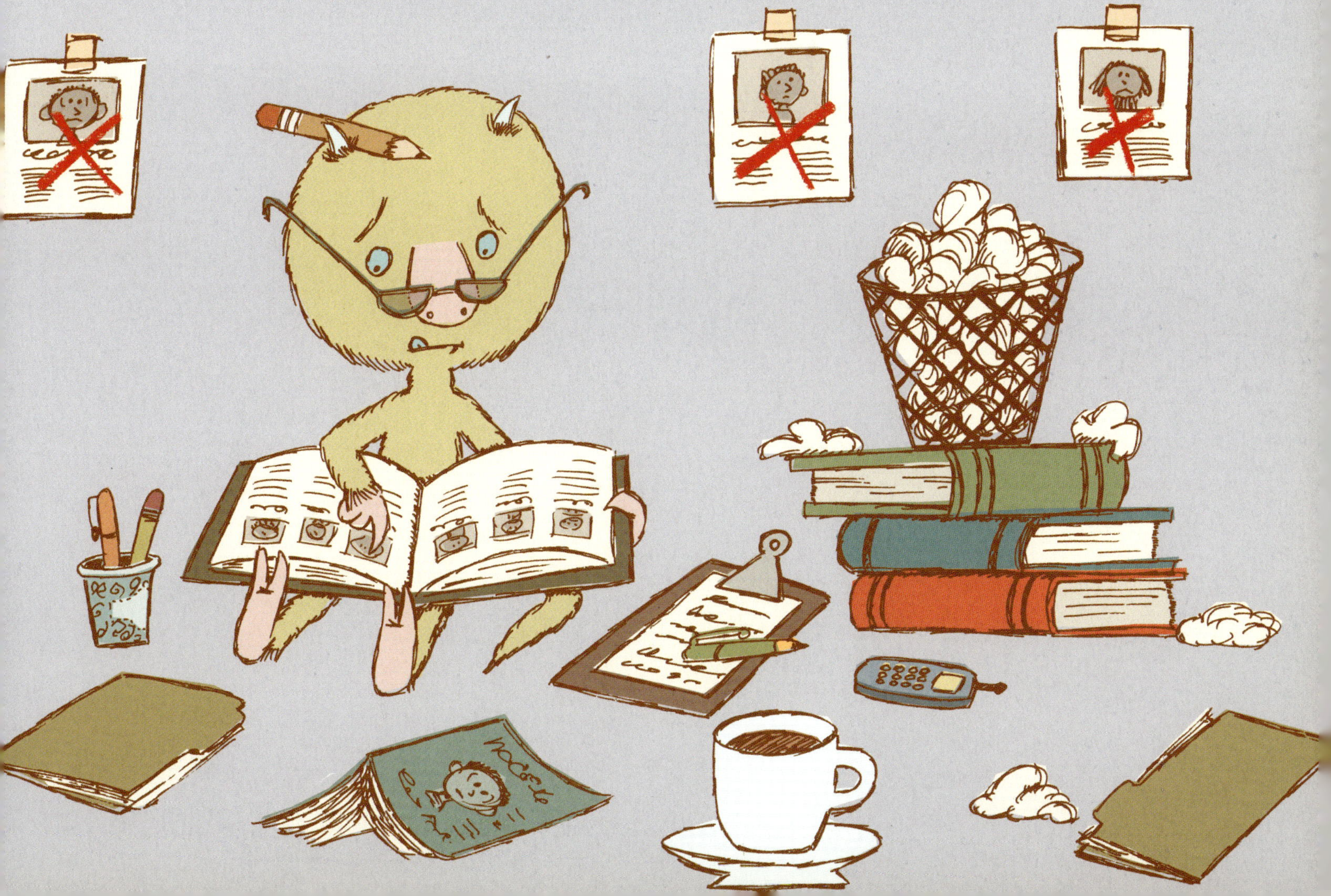

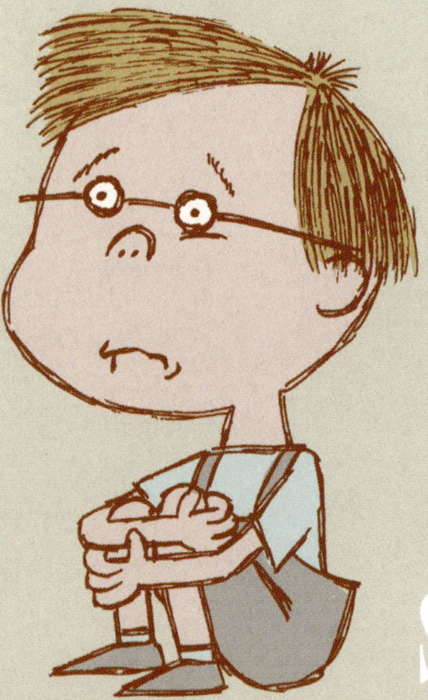

STEFAN.

Leise, leise schlich er sich

an sein AHNUNGSLOSES OPFER heran.

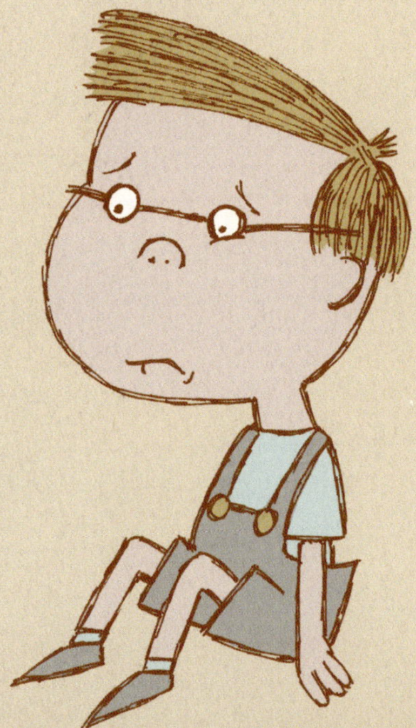

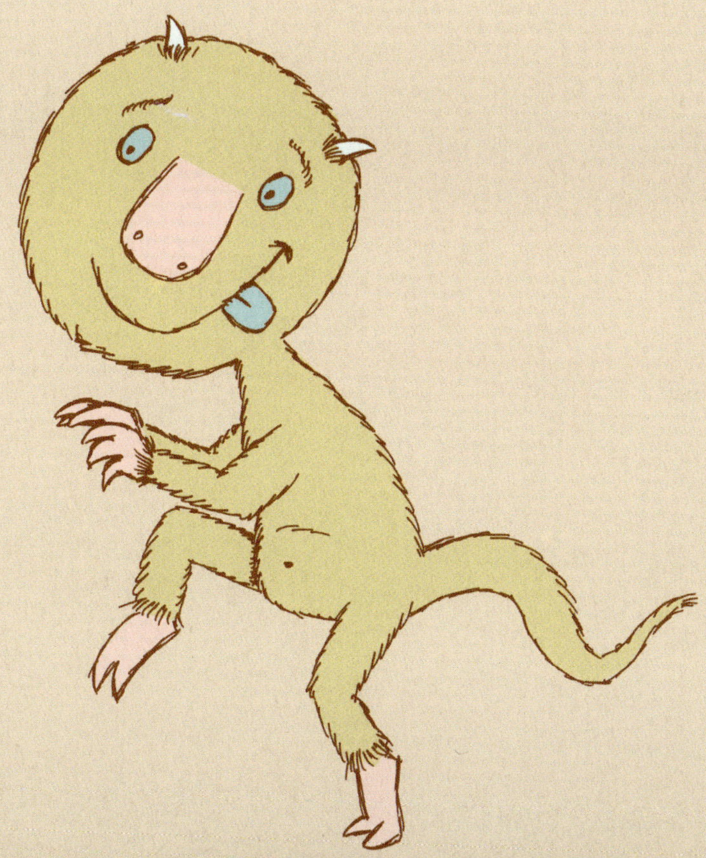

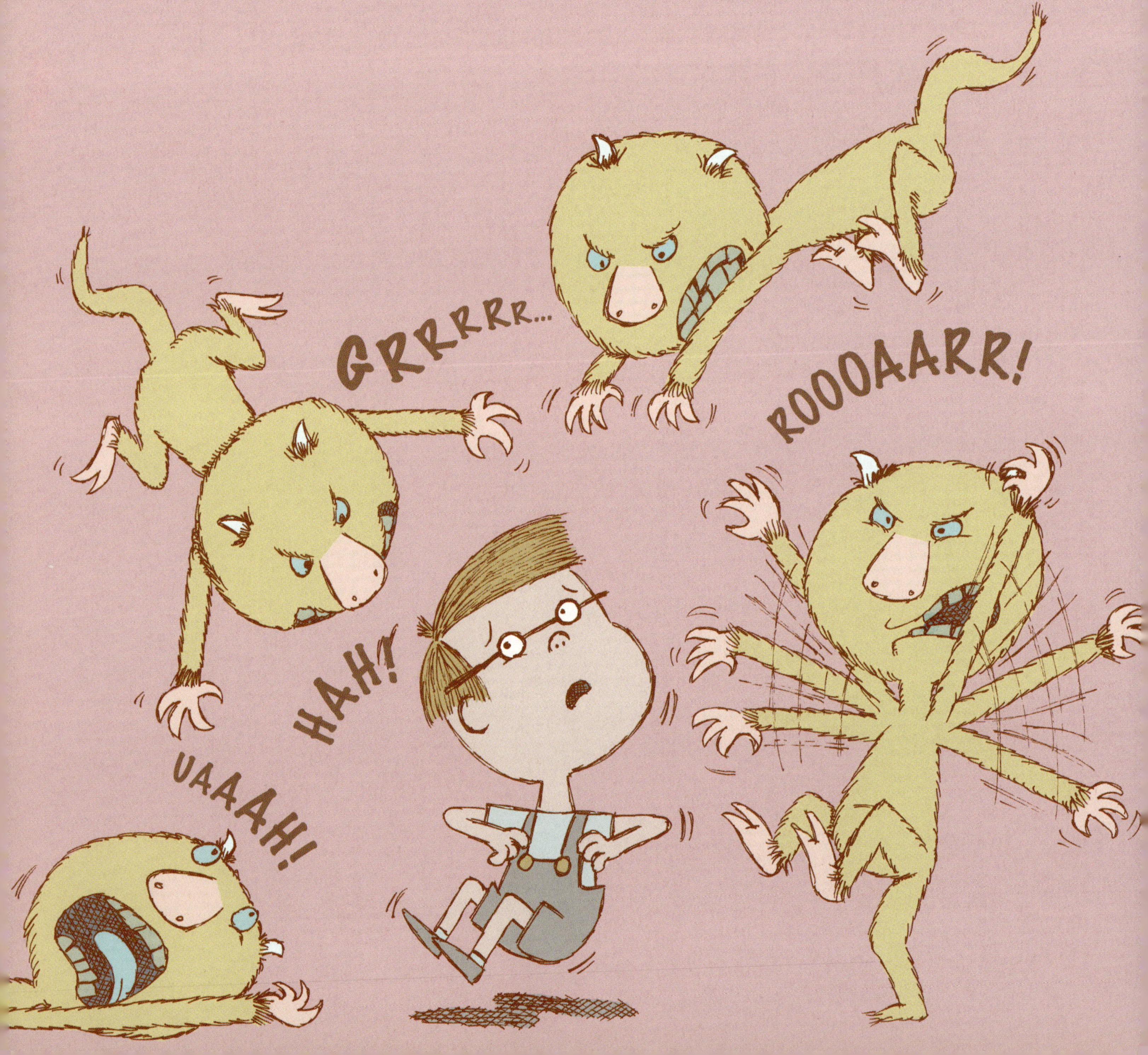
GRRRRR...
ROOOAARR!
HAH?
UAAAH!

UND GAB ALLES,

was auf er auf der Pfanne hatte!

Bis der kleine Junge

WEINTE.

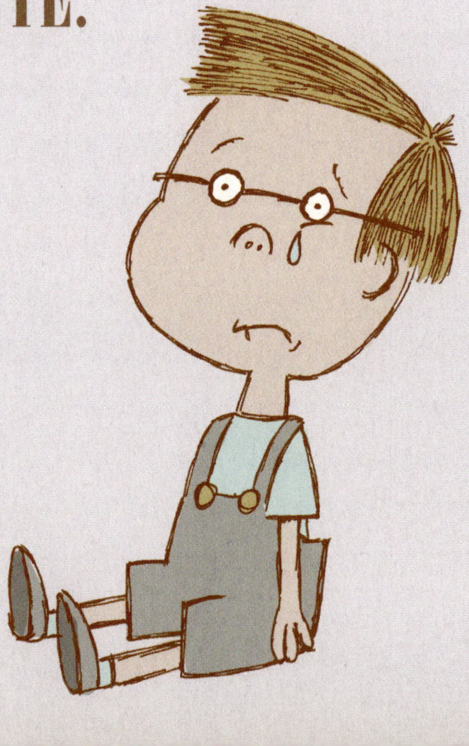

»JUCHHU!«, jubelte Leonardo.
»Ich hab's geschafft. Ich hab jemandem
eine GÄNSEHAUT verpasst!
Vom Kopf bis zu den Füßen.«

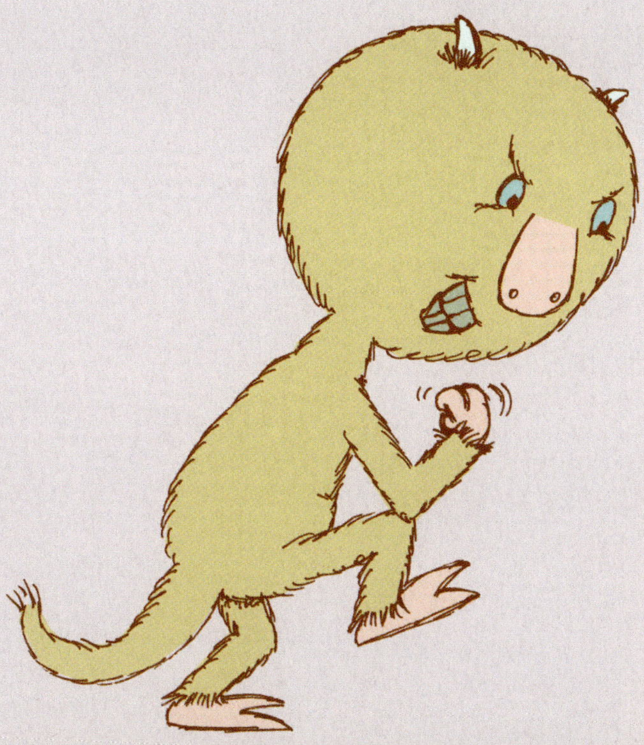

»NE, HASTE NICHT!«,

fuhr Stefan ihn an.

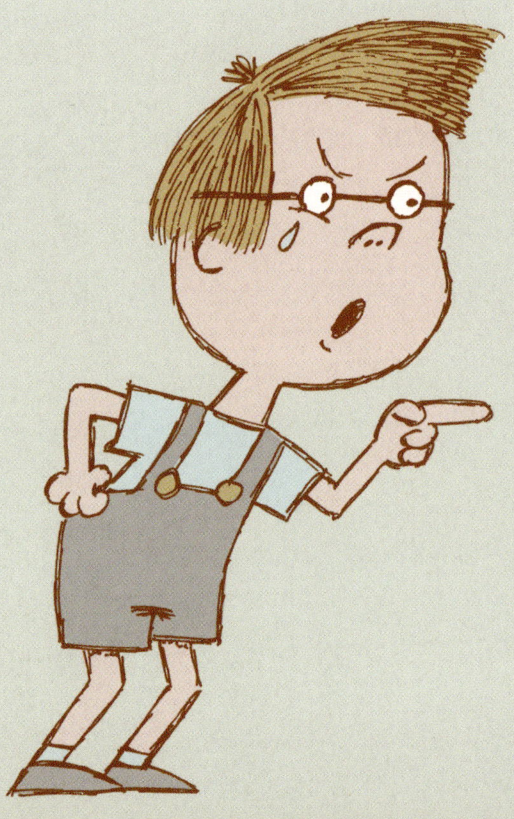

»Ach nein?«, sagte Leonardo.

»Warum heulst du denn dann

wie ein SCHLOSSHUND?«

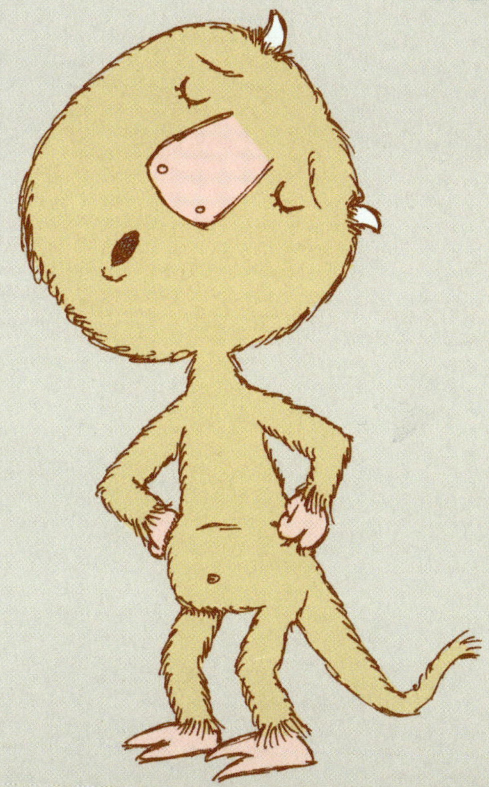

„MEIN BRUDER HAT MIR MEINE
EINFACH AUS DEN HÄNDEN! DABEI
UND DANN HAT ER SIE KAPUTT
OBWOHL ES MEIN ALLER LIEBSTES
WOLLTE ES HEIL MACHEN, ABER
DANN WURDE ICH SO WÜTEND,
TRETEN HABE. UND WIE! ABER
GESTOSSEN. GENAU DEN, DEN ICH
SCHLIMM ANGEHAUEN HAB, ALS
AUGEN BEKAM, WEIL MIR DER
BRUDER AUF DEN KOPF
DEN VOGELMIST
UND DANN HAB ICH IMMER
FREUNDE HAB ICH KEINE!

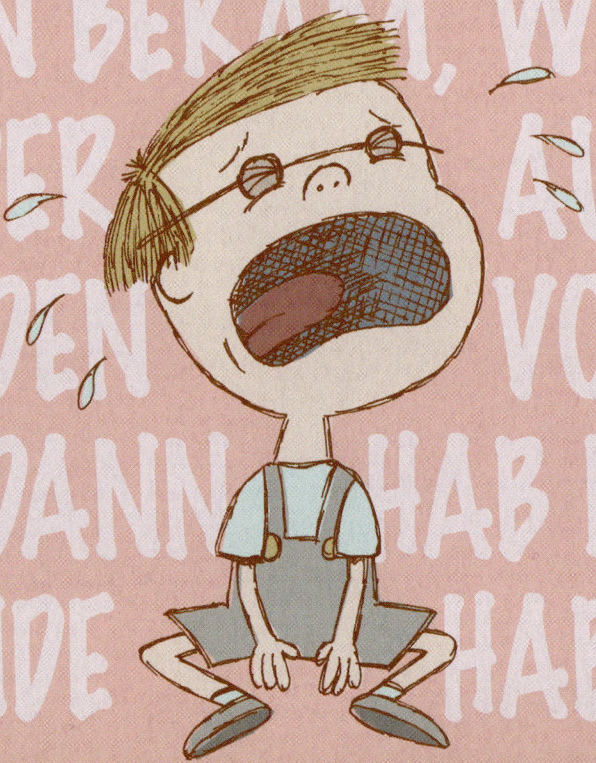

SUPERRAMBOSPIELFIGUR GEKLAUT,
HAB ICH GERADE DAMIT GESPIELT.
GEMACHT, UND ZWAR EXTRA,
LIEBLINGSSPIELZEUG WAR! ICH
DAS HAT NICHT GEKLAPPT, UND
DASS ICH GEGEN DEN TISCH GE-
DABEI HAB ICH MIR DEN ZEH
MIR VOR EIN PAAR WOCHEN
CH IN DER BADEWANNE SEIFE IN DIE
KAKADU VON MEINEM
-ESCHISSEN HATTE UND ICH
ABWASCHEN WOLLTE.
BAUCHWEH, ABER

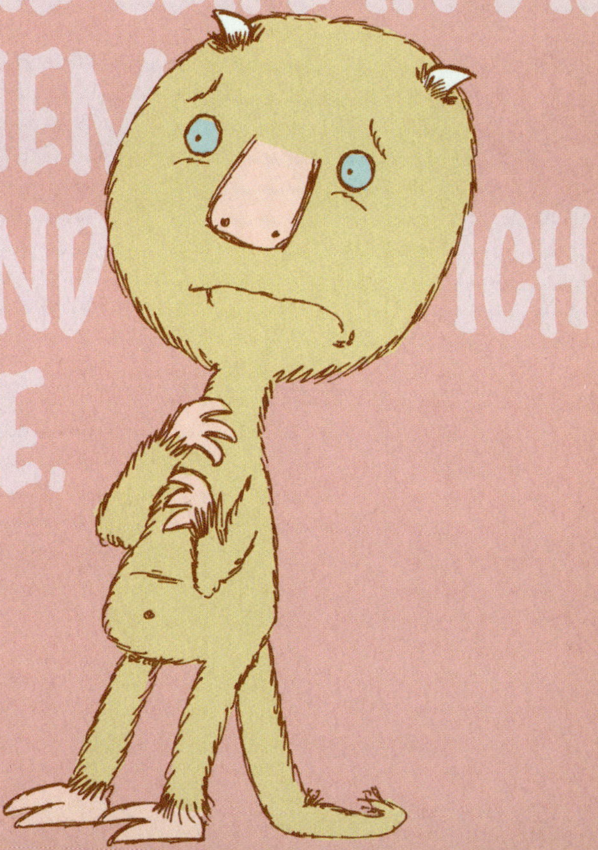

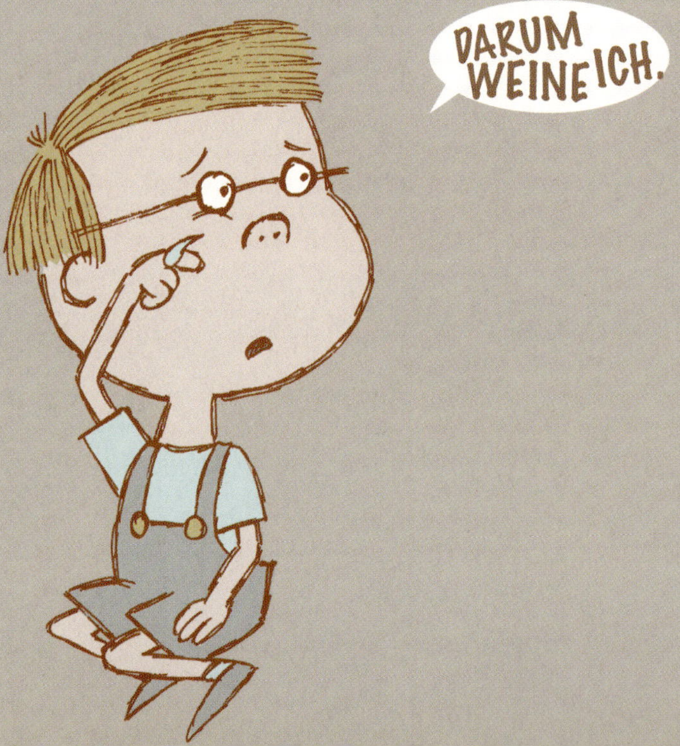
DARUM WEINE ICH.

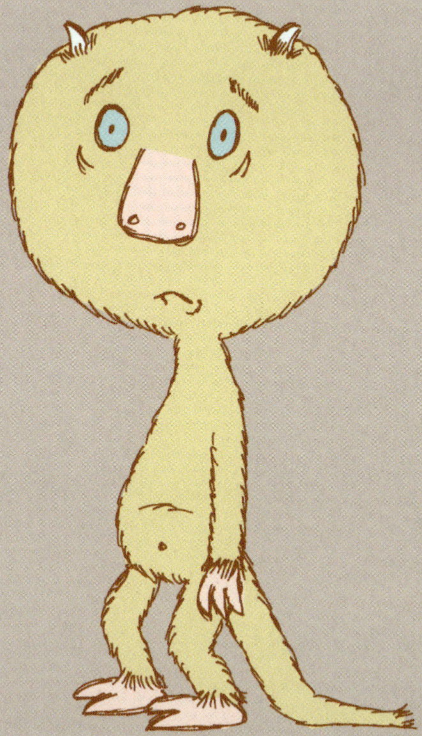

Da fasste Leonardo

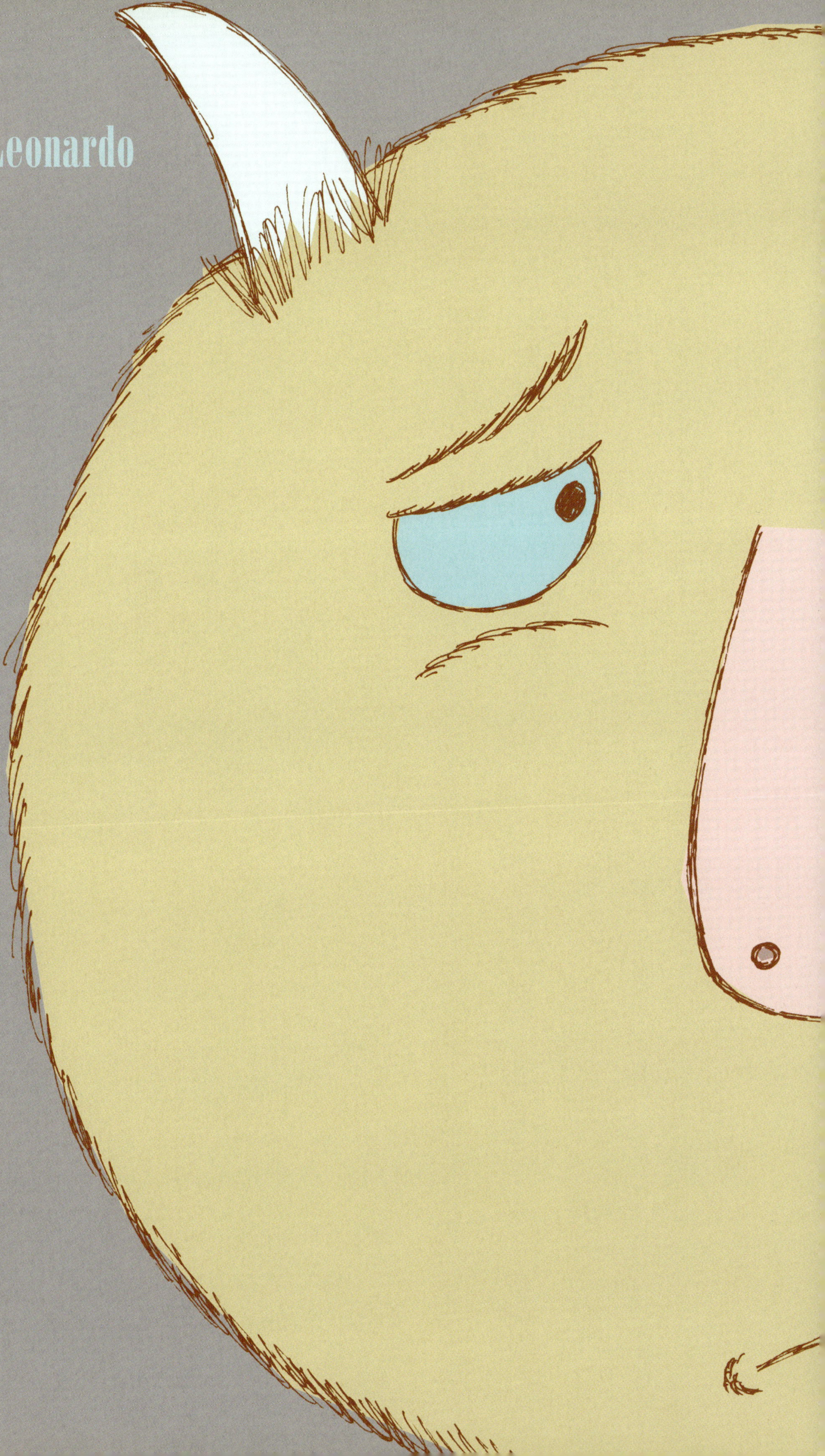

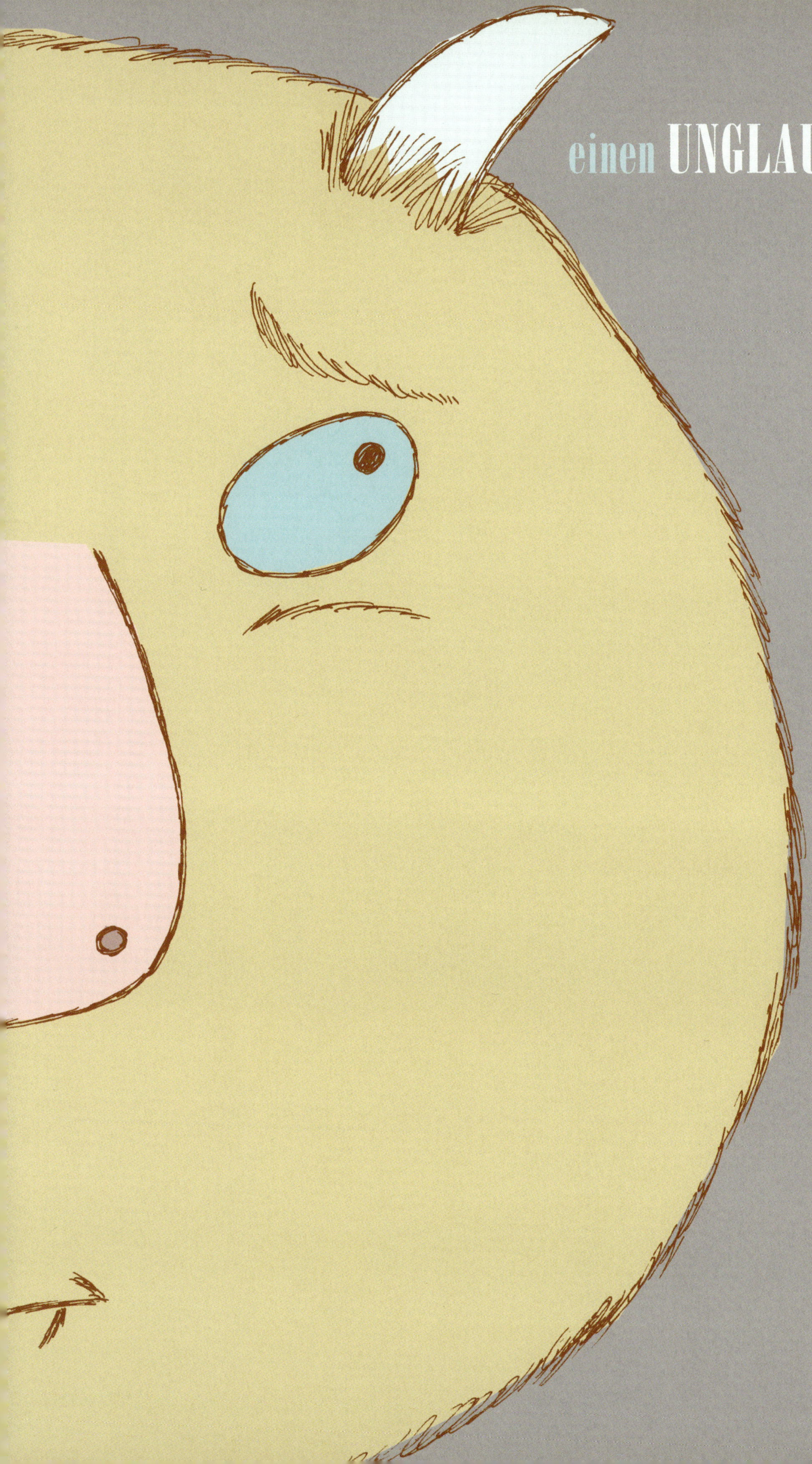

einen UNGLAUBLICHEN Entschluss.

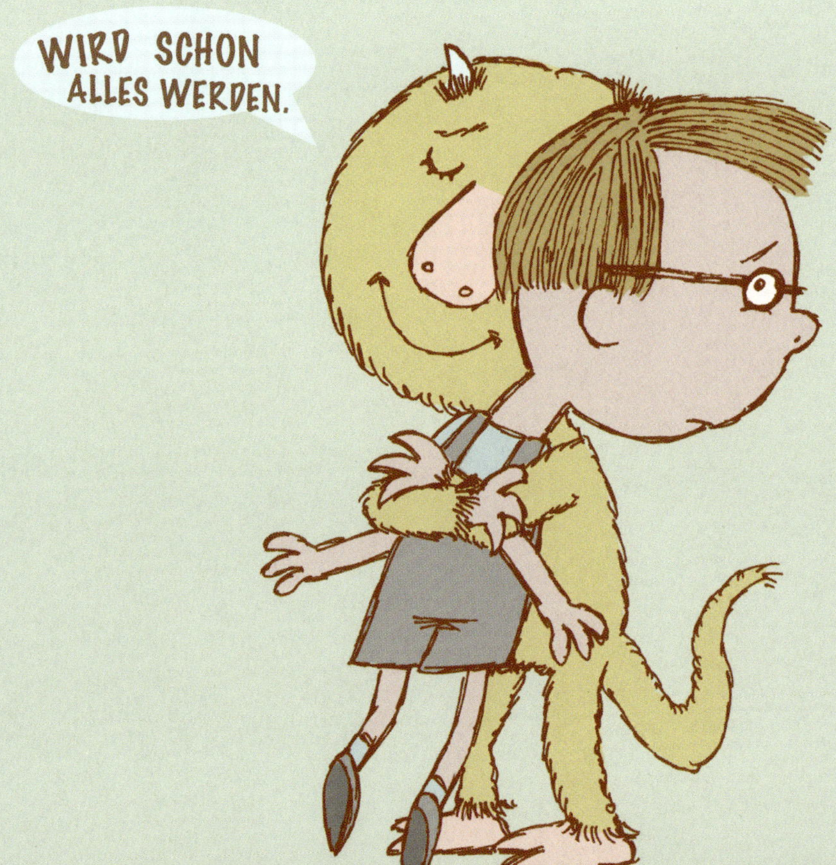
WIRD SCHON ALLES WERDEN.

Er wollte kein

FÜRCHTERLICHES UNGEHEUER

mehr sein.

Er wollte ein

GUTER FREUND werden!

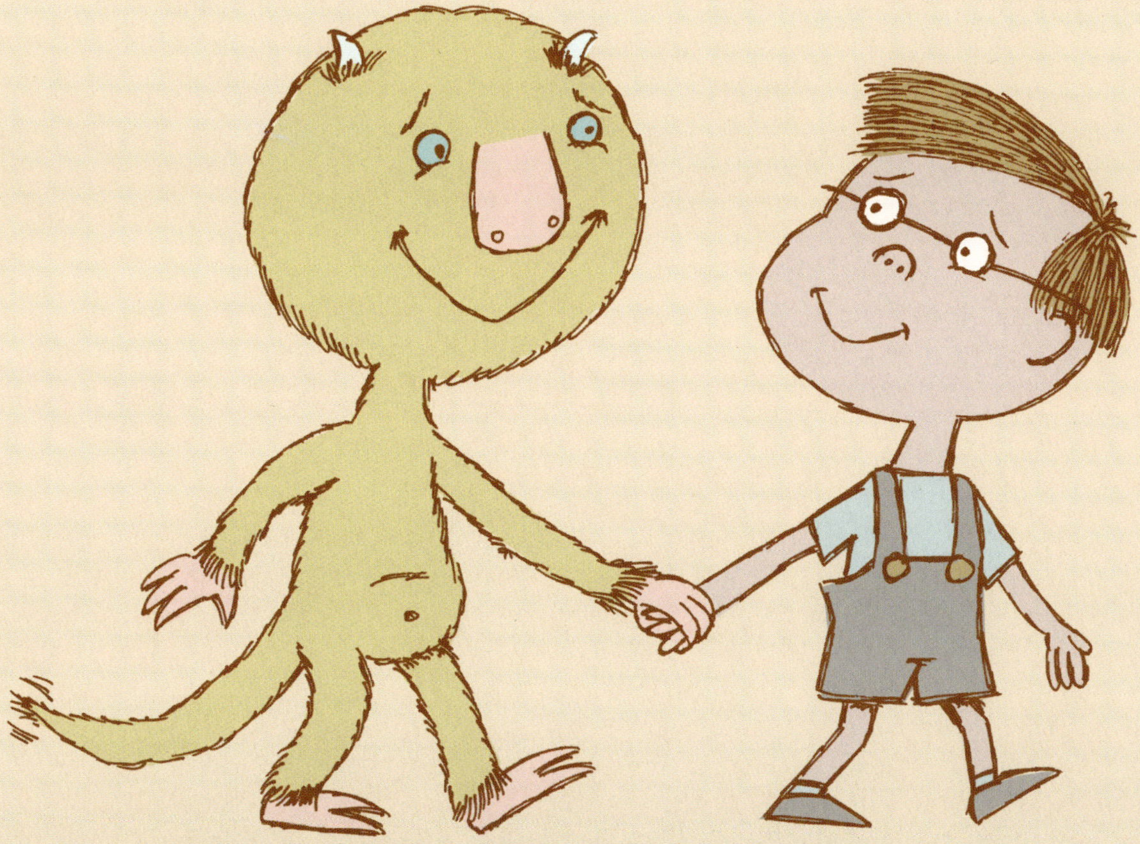

Was natürlich nicht hieß,
dass er nicht so ab und an versuchte,
seinen Freund doch mal
ein BISSCHEN zu erschrecken.

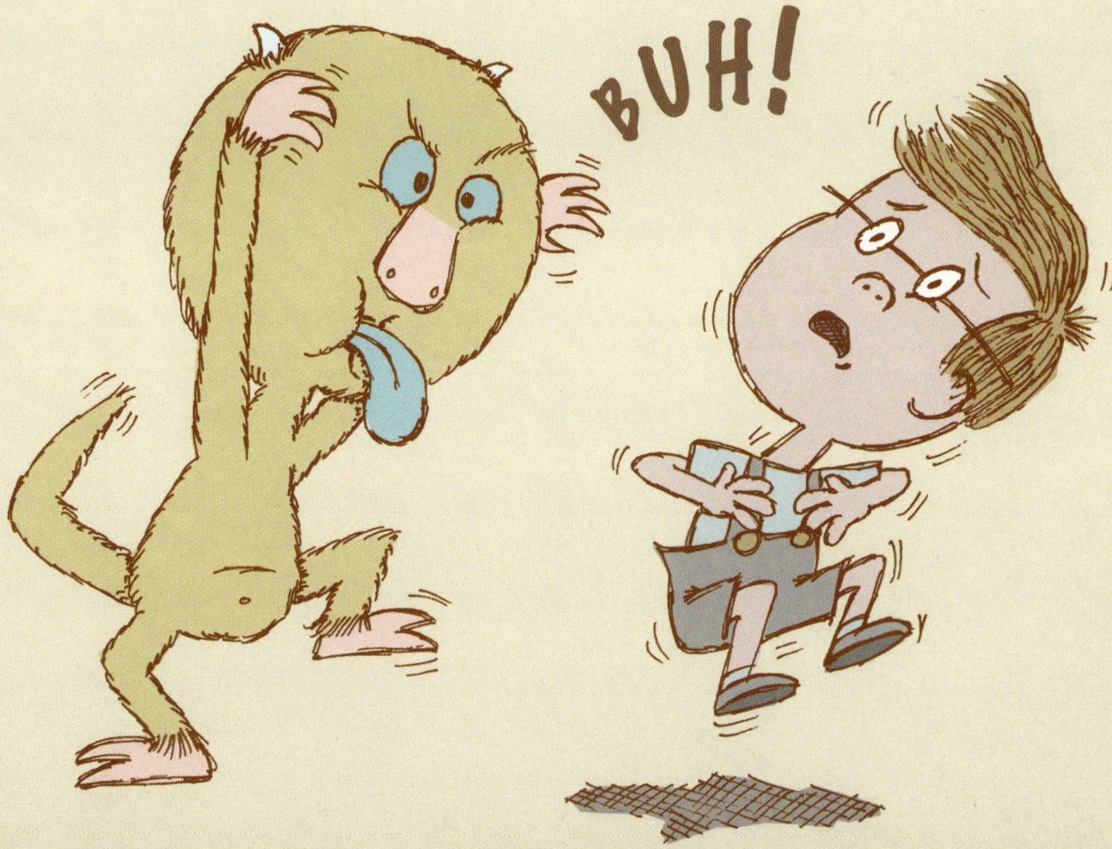
BUH!

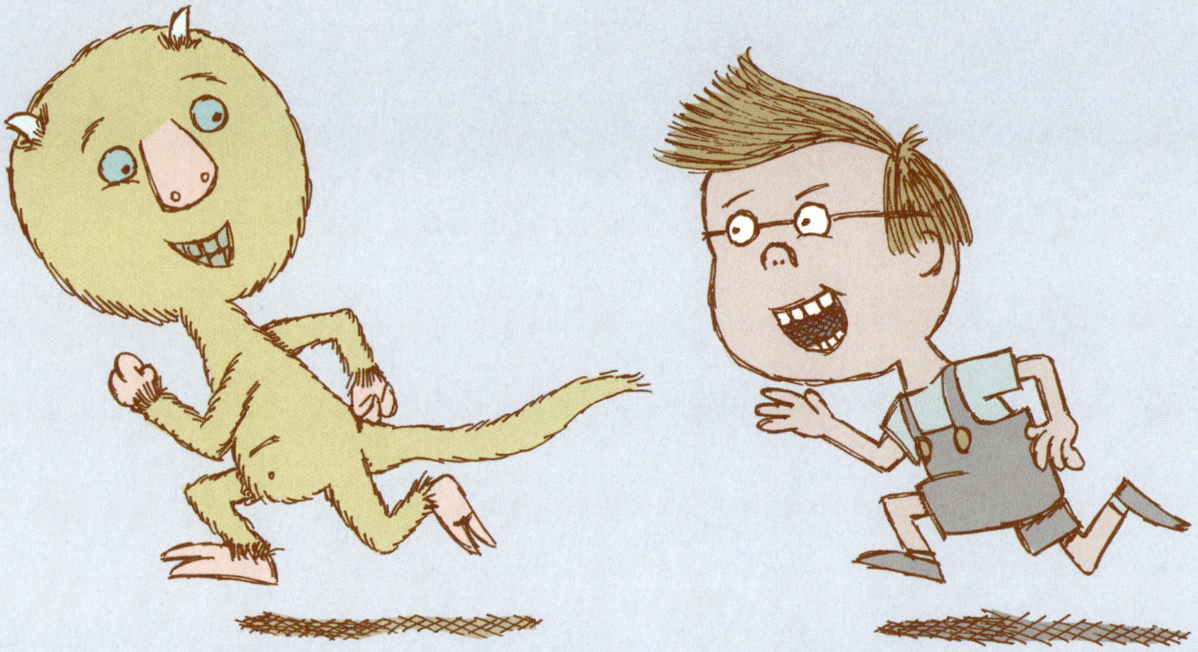